U0257749

我
们
一
起
解
决
问
题

治愈系心理学

考拉小姐的心理疗愈课

[美]凯特·艾伦（Kate Allan） 著

郭书彩 译

It's Your Weirdness
that Makes
You Wonderful

人民邮电出版社
北京

图书在版编目（CIP）数据

考拉小姐的心理疗愈课 /（美）凯特·艾伦
(Kate Allan) 著；郭书彩译. -- 北京 ：人民邮电出版
社，2022.1（2022.5 重印）
（治愈系心理学）
ISBN 978-7-115-57337-7

Ⅰ．①考… Ⅱ．①凯… ②郭… Ⅲ．①心理健康—通
俗读物 Ⅳ．①R395.6-49②B84-49

中国版本图书馆CIP数据核字(2021)第186114号

内 容 提 要

　　《考拉小姐的心理疗愈课》是一本能帮助你有效缓解焦虑、抑郁、不自信、孤独、沮丧、自我否定等负面情绪，减轻个人压力的治愈系心理学绘本。作者凯特·艾伦在本书中基于自己成功走出情绪障碍的经历，并结合自我肯定、正念、绘画等疗愈方法，以及多幅自己亲手绘制的超暖心插画和温馨的建议，指引你发掘通往自己内心深处的道路，全然接纳真实的自己。此外，本书中还有可以随性画涂鸦和记录心情的板块，你可以依据每页的提示随时随地展开创作，你将在这个过程中深度疗愈自己的身心，并且打造一本专属于自己的治愈系日志。

　　本书也是当代时常受负面情绪困扰、压力大，以及对自己缺乏信心的年轻人的自我疗愈指南。无论你正在面对多么糟糕的困境，本书都将助你找到潜藏在内心中的力量，并让你重拾起面对一切的信心。

◆　　著　　[美]凯特·艾伦（Kate Allan）
　　　　译　　郭书彩
　　责任编辑　曹延延
　　责任印制　胡　南

◆人民邮电出版社出版发行　　北京市丰台区成寿寺路 11 号
　　邮编 100164　　电子邮件 315@ptpress.com.cn
　　网址 https://www.ptpress.com.cn
　　北京富诚彩色印刷有限公司印刷

◆ 开本：880×1230　1/24
　　印张：7.34　　　　　　　　　2022 年 1 月第 1 版
　　字数：300 千字　　　　　　　2022 年 5 月北京第 4 次印刷
　　著作权合同登记号　图字：01-2021-4696 号

定　价：59.80 元
读者服务热线：（010）81055656　印装质量热线：（010）81055316
反盗版热线：（010）81055315
广告经营许可证：京东市监广登字20170147号

目 录
CONTENTS

3

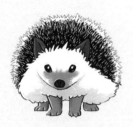

前 言

你好，我叫凯特·艾伦（Kate Allan），我是一位画家，擅长画一些闪闪发光、五颜六色的东西，我也写一些关于心理疗愈的书。我发现从阳光下的兔子或彩虹中的独角兽之类的东西中吸收有用的信息或友善的观点会更容易。

你手上拿着的是一部即时日志，里面有一些有趣的练习和新奇的插画，我希望它不仅能让你在短期内感觉好一些，而且能帮助你消除那些消极想法，并用同情心看待自己。

为什么我在疗愈身心方面有发言权呢？我很早就悟出了

这一点——最好的数学老师不是那些在学数学方面天赋异禀的人。这与你的想法正相反，对吧？没错，最好的数学老师是那些学数学时非常吃力的人。这是因为他们不希望学生仅凭直觉理解任何事情！他们在学习数学的过程中曾经遇到过与现在的学生遇到的类似（甚至是完全相同）的问题。正因如此，所以他们对学习体验和学习过程更有耐心。

那么，这和我有什么关系呢？在这个比喻中，我就是那位数学老师，无论学什么我都学得很吃力。虽然我可能还没有把一切都弄清楚，但我走了一段很长的路。老实说，有很长一段时间，我认为自己一文不值，甚至很多余。在我二十岁出头时，有两个月的时间，我有意识地避免照镜子，因为我非常厌恶自己。那现在呢？好吧，我可以诚实地告诉你，我现在可以照镜子了。我能在自虐的想法生根之前就把它们抓住。所以，我想和你分享如何提升自尊水平。如果我能找到一种让自己的心理变得健康的方法，那么你也可以。

所以请跟我一起来吧。我将向你展示我是如何将糟糕的自我形象转变为相当健康的自我形象的。因为我们都必须从某个时间节点开始，即使在这一刻我们的状态糟糕至极。

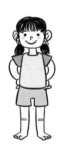

规则

好吧，规则。

是的，确实有规则。

它们是有帮助的规则，而不是愚蠢的规则。

而且只有两个。

规则1：

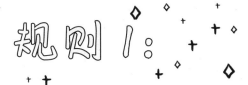

你可以把这本日志 弄得乱七八糟。

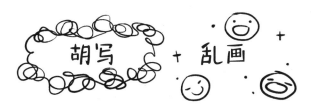

胡写 + 乱画

~~划掉~~
重来

我不希望这里有任何追求完美之类的无稽之谈。只有当你很诚实，并且允许自己的思绪不受约束时，这本日志才会有帮助。下面我就开始凌乱地创作了！

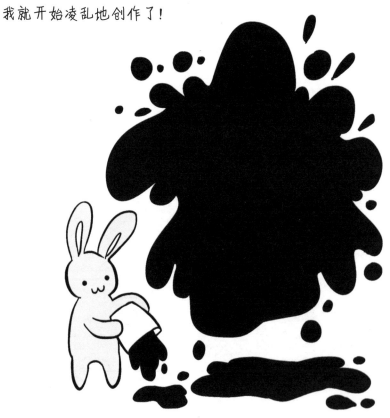

请你

在这个空白页上乱涂乱画。

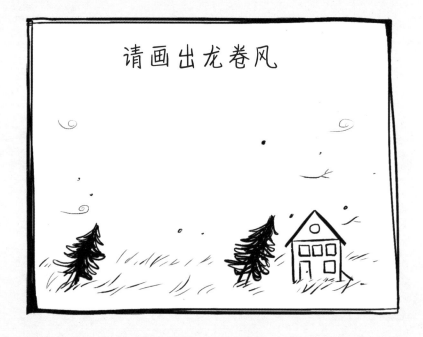

请画出龙卷风

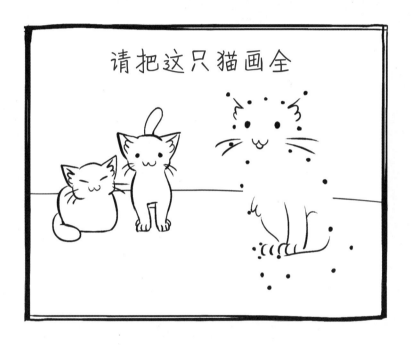

把你喜欢的东西用圆圈圈起来，
把你不喜欢的划掉。

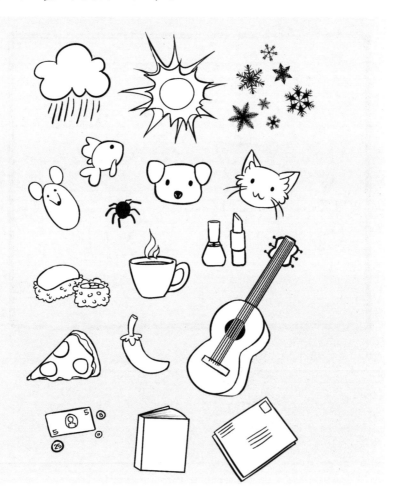

规则 2：

这是

你的日志，它只属于你一个人。

如果你不愿意，你永远不必给任何人看。

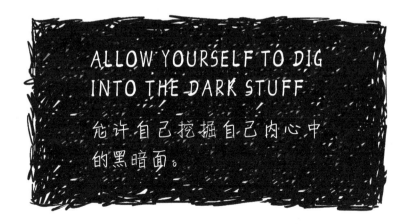

ALLOW YOURSELF TO DIG
INTO THE DARK STUFF
允许自己挖掘自己内心中
的黑暗面。

Allow yourself to be sad, angry, guilty — whatever you need to feel. It's all good. It's ALL useful for getting yourself to a healthier place.

尽管去伤心、去生气、去懊悔，
你有表达任何一种情绪的自由。
表露自己的情绪没什么不好，
这能让你的身心变得更健康。

We are going to look at all sides of ourselves, both THE UGLY & THE PRETTY,

每个人都有很多面，既有美好的一面，也有丑陋的一面。

与

丑陋的

美好的

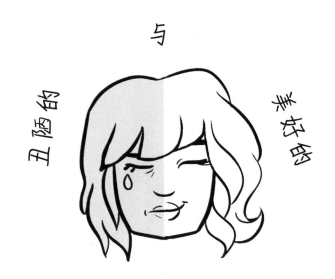

and learn to be okay with ALL of it.

我们需要与自己的每一面和睦相处。

And you can only get there
if you feel safe doing it.

只有当你觉得很安心的时候，你
才能做到这一点。

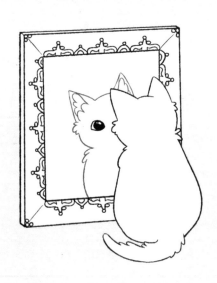

设定目标

好吧，你已经手捧这本日志读了这么长时间了，说明你认为它值得一读。谢谢你，你的信任相当鼓舞人心！

请允许我对你提一个小小的请求，为自己设定一个目标，问自己一个问题："我想从这本日志中收获什么？"

比如：

"我只是想把这本日志读完，看看它到底有没有宣传中说得那么好。""我非常讨厌自己，我想改变自己的这种状态。"或"我总是把其他人放在第一位，我需要对自己好一些。"

请记住，答案没有对错之分。

请写下你希望从这本日志中获得什么：

....

....

....

....

....

谢谢你！

    我为什么会邀请你写以上的内容呢？这是因为我发现，当我开始读一本工作手册、参加一门课程或一次心理辅导时，有一个明确的目标对我帮助最大。事实上，即使很多时候这个目标甚至不需要实现，也能让我觉得沉浸其中。我发现当我经过深思熟虑、带着目的开始做某件事的时候，我更有可能得到好结果。

了解你自己

我想做点有趣的事！现在，让我们快速为你描绘一幅代表你形象的画。

请答应我一个小小的请求。我想请你在我的自画像旁边画一个你的简笔自画像。

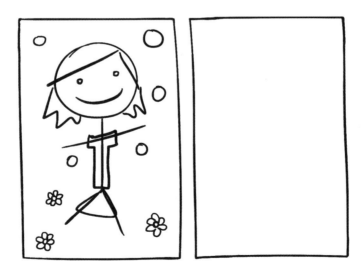

好的，谢谢。

我们看起来很棒，对吧？

访谈环节！

1.你感觉自己穿什么样的衣服最可爱？什么样的衣服能让你感觉自信？

....

....

2.辛苦一天后你是如何让自己放松的？

....

....

3.你还记得上次改变自己的意见是什么时候吗？它是关于什么的？

....

....

....

Here's a friendly reminder that the negative voice in your head is not you, and you are **actually completely delightful.**

你的大脑中关于自己的负面形象
并不是真正的你，
事实上，你令人非常愉悦。

4.哪三件事成就了今天的你？我想说的是，它们可以是好事也可以是坏事，但请务必列出最重要的三件事：

（1）

（2）

（3）

5.你听过的最好的建议是什么？

6.你什么时候感觉自己最有活力？

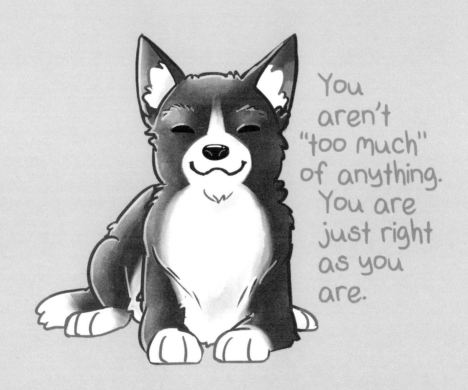

You aren't "too much" of anything. You are just right as you are.

你就是你，特别的你！

7. 你最大的优点是什么？

------

8. 如果不需要睡觉，你会用多余的时间做什么？

------

9. 你去过的离家最远的地方是哪里？

------

10. 在没有准备的情况下，你能就什么主题做一次很长时间的
演讲？

------

numbers
do not
decide
your worth
as a
person

请记住，你的价值不是简单的
数字可以衡量的。

11. 如果钱不是问题，你想尝试培养哪些业余爱好？

12. 对于回答以上这些问题，你有什么想法？

☐ 很有趣

☐ 我不喜欢这么做

☐ 我没有任何想法

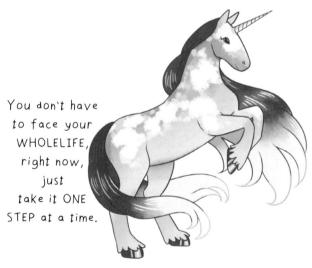

You don't have
to face your
WHOLELIFE,
right now,
just
take it ONE
STEP at a time.

每次努力迈出一小步就好，
你无须现在就面对整个人生。

我是谁

很明显，这个问题可以有很多种回答。大多数人会回答他们是做什么工作的：

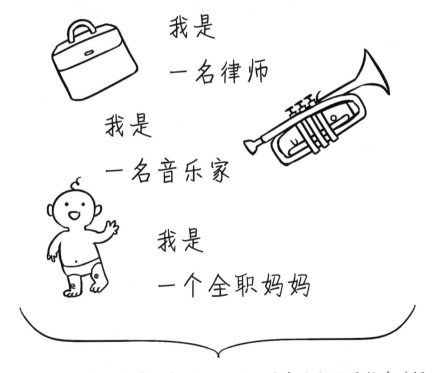

我是
一名律师

我是
一名音乐家

我是
一个全职妈妈

我的意思是，这有一定的合理性，因为我们花了很多时间在工作上。

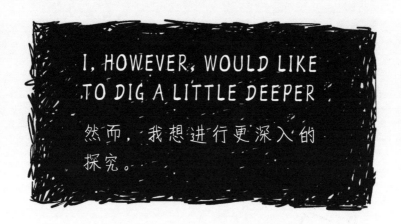

I, HOWEVER, WOULD LIKE TO DIG A LITTLE DEEPER

然而，我想进行更深入的探究。

你爱的人塑造了你

我爱的三个人：

1. ....

2. ....

3. ....

我欣赏他们的地方：

1.

2.

3.

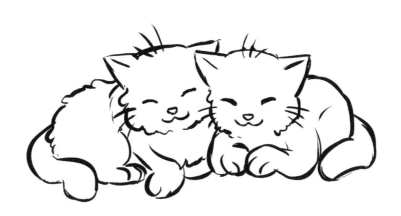

你喜欢的 风格 塑造了你

对我来说很重要的三件私人物品：

1.

2.

3.

我最喜欢的家居装饰品：

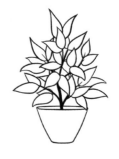

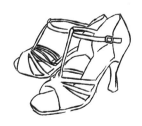

我对自己的服装风格的描述：

....

....

....

我平时随身携带的东西：

....

....

....

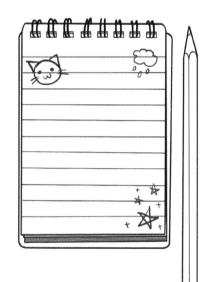

....

....

....

....

....

....

....

你喜欢的事物
塑造了你

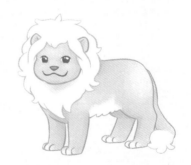

我非常喜欢……

这个电视节目：

这本书：

这个乐队：

这位喜剧演员：

我的业余爱好：

你的认知
塑造了你

我学习过：

我很擅长：

Let's
get you
MENTALLY
HEALTHY.

为了心理健康，
让我们一起行动吧！

为了改变消极的自我形象，我迈出的第一步就是将正念融入我的生活。

正　　念

那什么是正念？我将正念定义为你对自己的想法和情绪的觉察，以及保持专注于当下的努力。

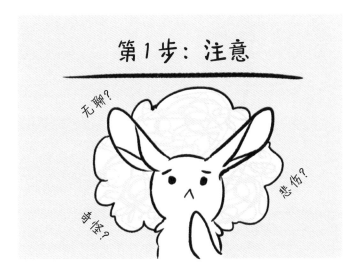

你有什么样的感觉？把它说出来，不用担心自己说得不准确。

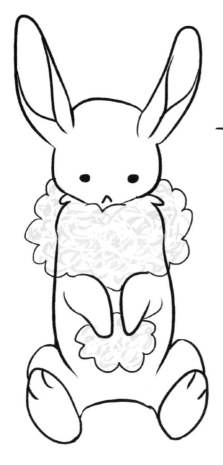

第2步：观察

　　这种感觉潜伏在你身体的哪个地方？它是愉快的、不愉快的还是中性的？只要你愿意，观察多长时间都可以。

第3步：接纳

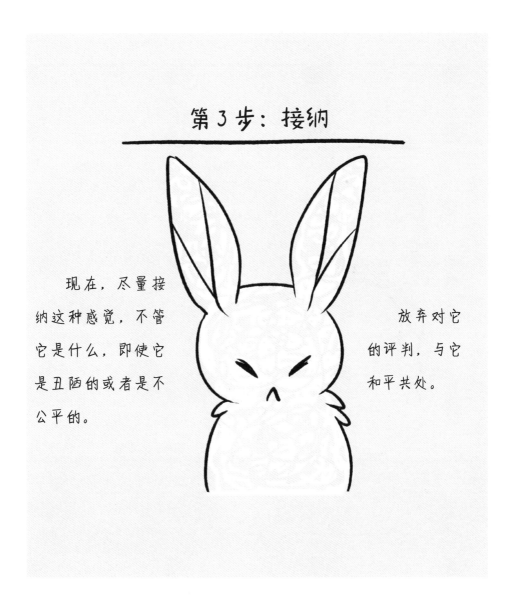

现在，尽量接纳这种感觉，不管它是什么，即使它是丑陋的或者是不公平的。

放弃对它的评判，与它和平共处。

切记：不要认同这种感觉

如：我不会一直悲伤下去，
而是在暂时经历悲伤的情绪。

临时访客

"你的情绪

≠

你的人生"

——黛布拉·E. 伯迪克

（Debra E. Burdick）

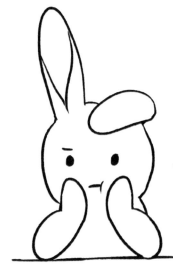

第 4 步：仔细想想

这种情绪背后的故事是什么，

是什么引发了这种情绪？

以前这种情绪在什么时候出现过？

问这些问题有助于你注意那些盘旋在自己脑海中的想法和条条框框。

请自己尝试做以下的正念练习

第一，努力觉察你目前正在感受的一种情绪。

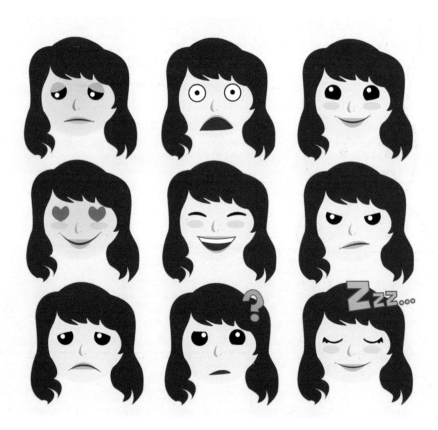

在你感受到的任何一种情绪上画圈。

Whatever
happens
today, you
will make
it through.

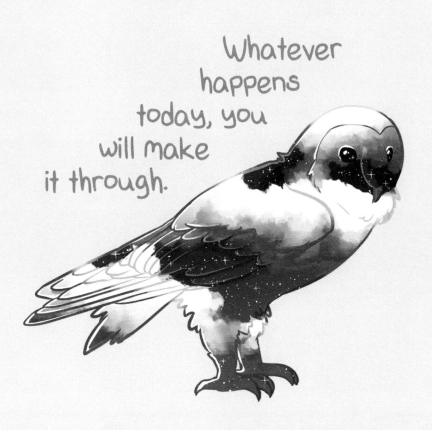

无论今天发生了什么，
一切都会过去的。

第二，说出你认为它是哪一种情绪，不要太担心自己说得不准确。

第三，问自己：这种情绪潜伏在自己身体的什么地方？

这种感觉是愉快的、不愉快的还是中性的？

第四，不加评判地接纳这种情绪。

切记：

不要认同这种情绪，它不能评判你是什么样的人。

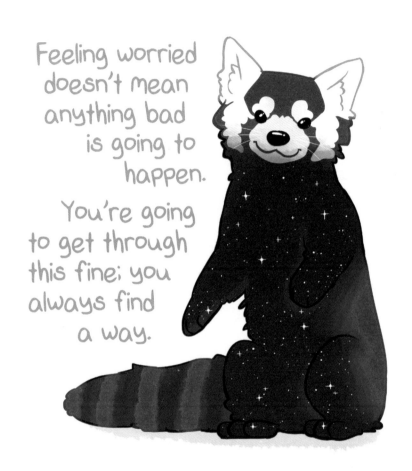

Feeling worried doesn't mean anything bad is going to happen.

You're going to get through this fine; you always find a way.

感到担心不代表一定会有坏事发生，不要紧，你总会想到办法的。

第五， 这种情绪背后的故事是什么？你认为是什么引发了这种
情绪？

....

....

....

你通常会怎么做来应对强烈的负面情绪？

....

....

....

你是否曾经认同过自己的情绪？你对在内心中与这些情绪保持
距离有什么感觉？

....

....

....

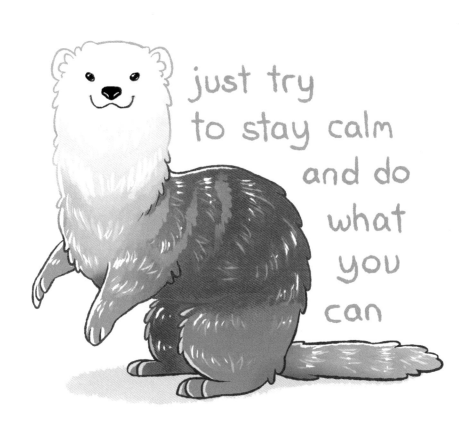

just try
to stay calm
and do
what
you
can

请保持冷静，
去做你力所能及的事情吧！

你认为这一正念练习会对你有帮助吗？为什么这样认为？

....

....

....

....

....

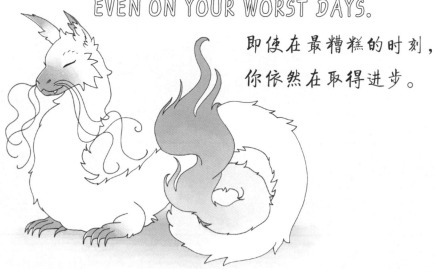

YOU'RE STILL MAKING PROGRESS
EVEN ON YOUR WORST DAYS.

即使在最糟糕的时刻，
你依然在取得进步。

对我有帮助的正念的第二部分（这与认知行为疗法有一些共通之处）是学会自我安慰。

自我安慰

首先，要注意所有的情绪都服务于一个目的。

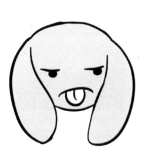

Disgust: Can keep us from protracting illness or from accepting actions that may harm our social group

厌恶：使我们远离慢性疾病或避免使我们做出不利于社会群体的行为

Anger: Can protect us from injustice or being taken advantage of

愤怒：保护我们避免遭受不公正待遇或被他人利用

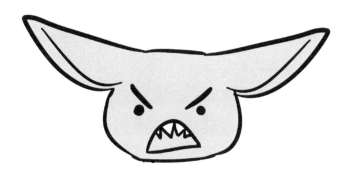

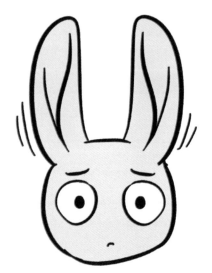

Fear: Prompts us to flee from danger

恐惧：帮助我们逃离危险

Sadness: Can generate a resolve to change and also validates loss

悲伤：促使我们产生改变的决心，也可以衡量得失

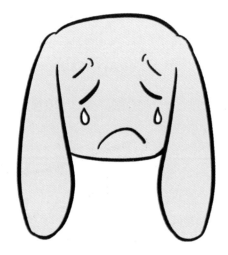

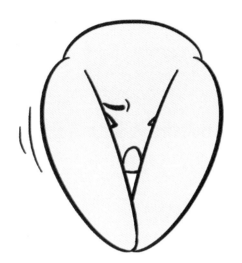

Shame: Can help prevent us from being socially ostracized

羞耻感： 有助于我们防止被社会排斥

Embarrassment:

Demonstrates self-awareness to our social group

尴尬： 帮助我们向社会群体展示我们的自我意识

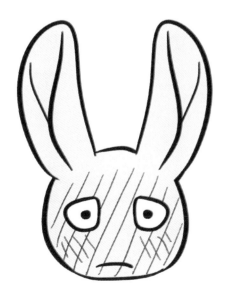

在大部分情况下，你的大脑都会产生负面情绪，因为

它在试图保护你。

那么，知道了这一点之后，我们该如何处理我们的负面情绪，如何尽可能防止它们闯入我们的大脑？

以下这个练习也许能帮助你。

把你的负面情绪当成你的一位不知所措、忧心忡忡的朋友。

他在试图告诉你什么？他希望保护你免受什么伤害？

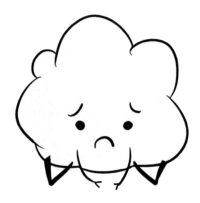

现在，如果可以，请尝试：

承认自己在担忧某些事，

记住，你的"朋友"正在尽最大努力保护你，

所以请坚信一切都会好起来。

情绪这位"朋友"伤害了你，

但也伤害了他自己。

他确实伤害了我，他一定度过了非常糟糕的一天。不过我会没事的。

情绪这位"朋友"：

请不要再如此消极，否则你会让自己受伤。

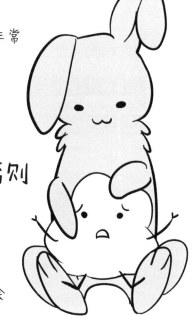

经历负面情绪也许很糟糕，但我会没事的。无论发生什么我都能应对。

现在，请你来试一试。

当情绪这位"朋友"被吓坏时，你会对他说什么？

I messed up, I'm bad

我把一切都搞砸了，
我太笨了。

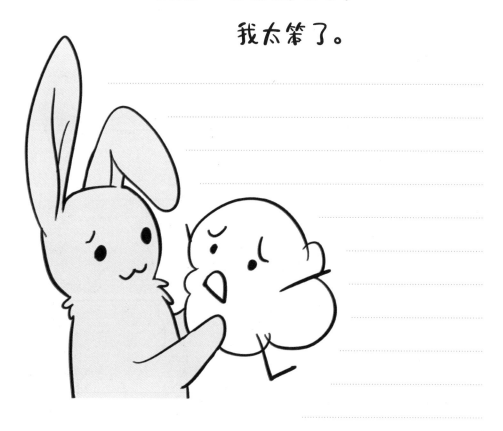

I LOOKED DUMB, NO ONE WILL LIKE ME.

我看起来像个笨蛋，没有人会喜欢我。

I WILL NEVER DO IT RIGHT！

我永远都做不好任何事！

很好！

随着你学会识别和缓解自己的担忧，负面情绪操纵你的生活的情况会越来越少。

请每天复述

You are Not a burden on your loved ones.

你不是你所爱的人的负担。

YOU care Too Much about what other people think.

你太在乎别人的想法了。

There's no rule that says you have to have everything figured out right now. Every step forward is progress.

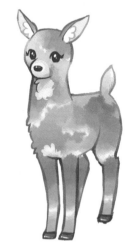

你无须一次解决所有难题，
每向前一步都是进步。

THINGS ARE NEVER AS HOPELESS AS THEY SEEM.

事情永远不像看起来那么糟糕。

Any Progress IS Progress AND SHOULD BE CELEBRATED.

任何进步都是进步，都值得庆祝。

Please treat yourself nicely today.

今天，请善待自己。

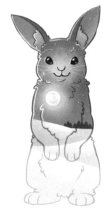

There's
no need
to be so
hard on
yourself
you're
managing
as best
as you
can.

不必如此自苦，
你一直都在努力成为最好的自己。

你的价值观

你的价值观可能是造就你的最重要的部分。所以，让我们弄清楚你看重什么，好吗？

请按 0 到 10 的等级对每个类别
进行评分：

0 表示 "这对我来说一点都不重要。"
10 表示 "这对我来说非常重要。"

父母

0 1 2 3 4 5 6 7 8 9 10

亲密关系

0 1 2 3 4 5 6 7 8 9 10

养育儿女

0 1 2 3 4 5 6 7 8 9 10

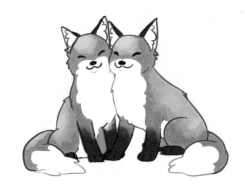

友谊和社交生活

0　1　2　3　4　5　6　7　8　9　10

工作

0　1　2　3　4　5　6　7　8　9　10

教育

0　1　2　3　4　5　6　7　8　9　10

自我照顾（食物、运动、睡眠、放松等）

0　1　2　3　4　5　6　7　8　9　10

社区生活

0　1　2　3　4　5　6　7　8　9　10

娱乐活动

0　1　2　3　4　5　6　7　8　9　10

好，若你的评分是 5 或以上，说明这些选项对你来说都非常重要！

你的评分为 5 及以上的选项：

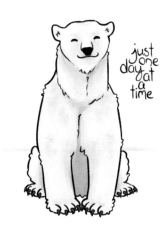

你只需要过好当下的每一天。

温馨提示：如果你能努力想出一件事来体现你的每一个价值观，无论是每月做一次还是每天做一次，你都会感觉自己更真实。

按照自己的价值观行事会让你感觉更踏实，感觉更少被周围的环境和事件所左右。

请想一想，你可以将哪些自己能做的小事融入自己的生活，以体现你的价值观？

比如：

星期六早上给爸爸打电话

周日晚上练习 15 分钟钢琴

每天散步 20 分钟

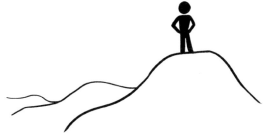

想法：

1.

2.

3.

　　花时间记住你的价值观，然后根据这些价值观采取行动，这会让你感觉自己更强大；你将更有能力迎接生活中的挑战。

　　注意：让自己逐渐成长，但你不必让每一天都成为一个了不起的里程碑。你只需要在生活的点滴中学会成长，在你努力度过的每一天当中不断取得进步。

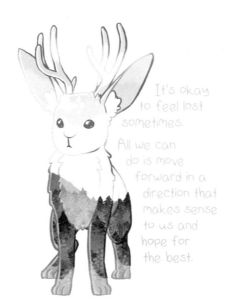

It's okay to feel lost sometimes.

All we can do is move forward in a direction that makes sense to us and hope for the best.

偶尔感到迷茫也没关系，
我们只需要朝着有意义的方向努力，
并期待美好的未来。

反思：

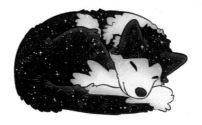

You need to give
yourself time to heal,

no matter how long that
ends up being.

你应该给自己疗愈的时间，
无论需要多久。

有时你可能会深感困惑，
但你比自己想象中坚强。

—IT'S OKAY TO STRUGGLE—

you are doing
better than you feel
like you are

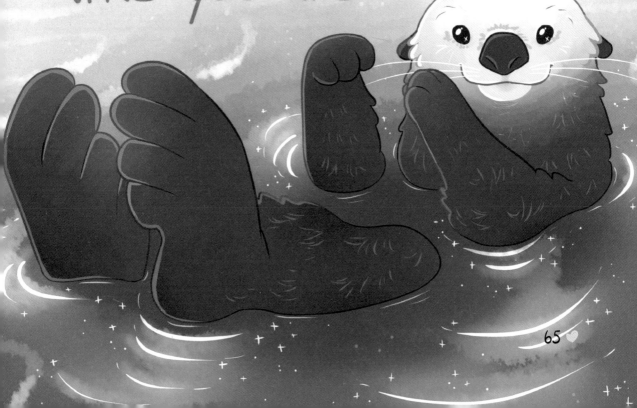

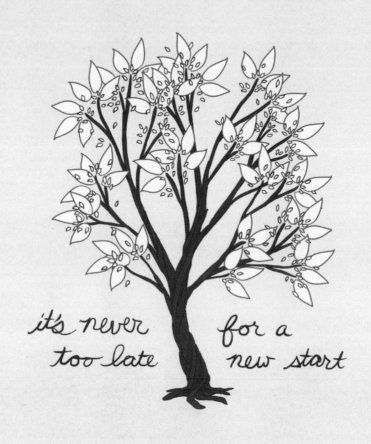

无论何时
重新开始都不会太迟。

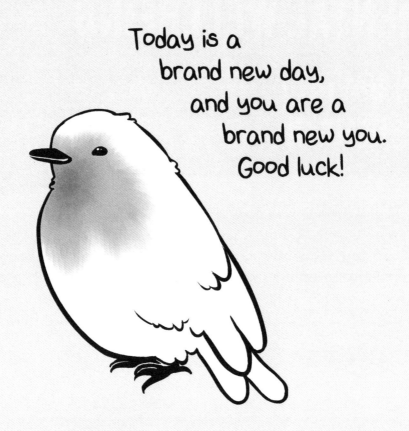

Today is a
brand new day,
and you are a
brand new you.
Good luck!

今天是崭新的一天，
你也是全新的自己，祝你好运！

TAKING CARE OF YOUR MENTAL WELLBEING

呵护你的心理健康

"Contentment is not being happy all of the time.
It is learning to cope with the hardships in between the
bits of joy. It is not taking the bits of joy for granted
when they come. And contentment is still possible even
with a sick brain"

—the Frogman

"满足并不是一直保持快乐。

满足是学习如何在快乐的点滴之间应对困难。我们并不会想当然地认为感到喜悦是理所当然的。即使大脑的状态不是很好，我们也可以有满足感。"

—— 蛙人

首先，请相信善

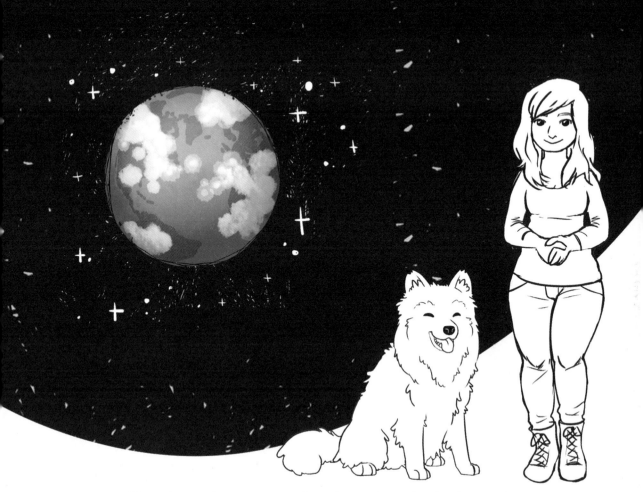

Whether that means in the universe, in humanity, or literally in your neighbor and your dog, please try to believe in the good in others.

无论是对陌生人、你的邻居，还是你的狗，请尝试相信他们的善。

我相信的善：

积极地进行自我照顾

"Self love is asking yourself what you need-every day-and then making sure you receive it."

——Christine Arylo

"自爱就是每天问自己需要什么，然后确保自己能得到它。"

——克里斯汀·阿雷洛

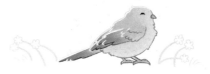

　　自爱是我个人长期以来一直在努力做的事情。我们如何才能学会不再厌恶自己并且钦佩和喜爱自己呢？

　　从那以后我就形成了这样的观点，即为爱护自己付出行动远比只是在心中默默地爱自己更重要。对我来说，把自己的角色调整为自己的盟友比成为自己的崇拜者要容易得多。

　　那么，克服自我厌恶、更好地进行自我照顾的最有效方法是什么呢？

问自己："今天我的内在小孩需要什么？"

我是这样做的：我通过把自己想象成一个需要被照顾的小孩，努力去弄清要满足自己的哪些需求。

"小凯特需要什么？"

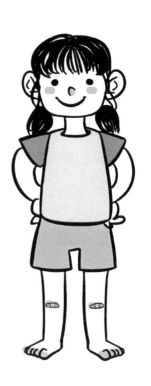

她需要充足的睡眠和休息时间，需要健康的食物，需要经历有趣和新奇的事物，需要心理缓冲，比如小凯特也许会说："休息10分钟后我将着手做这项任务。"我发现通过这样做，自己的心理健康有了很大改善。

当你无法继续爱自己时，
不妨尝试成为自己的盟友。

如果你不介意，请评价你在过去两周内的需求满足情况：

睡眠：

0 1 2 3 4 5 6 7 8 9 10

营养饮食：

0 1 2 3 4 5 6 7 8 9 10

补充水分：

0 1 2 3 4 5 6 7 8 9 10

卫生情况：

0 1 2 3 4 5 6 7 8 9 10

娱乐活动：

0 1 2 3 4 5 6 7 8 9 10

社交活动：

0 1 2 3 4 5 6 7 8 9 10

用药情况：

0 1 2 3 4 5 6 7 8 9 10

锻炼身体：

0 1 2 3 4 5 6 7 8 9 10

户外活动：

0 1 2 3 4 5 6 7 8 9 10

如果完成以上练习让你感到痛苦，我深表歉意，但这不是为了让你感到羞愧。

在接下来的两个小时，你的内在小孩需要什么？在接下来的六个小时呢？

你认为积极照顾"内在小孩"是否有助于你满足自己的需求?

☐ 有可能   ☐ 我不确定

Self-care the
crap out of life, and you'll
get through okay.

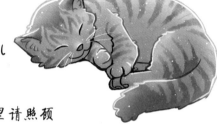

在不好过的日子里请照顾
好自己,你一定能渡过难关。

你是否对满足自己的需求感觉很有压力?如果是,你认为这是
为什么呢?

....

....

....

....

....

你能否想出一些可行的小方法，来改变你的日常生活，以确保你能更好地得到自己需要的东西？

1.

2.

3.

4.

5.

又是一个涂鸦页，
尽情地发挥你的想象力去写去画吧！

设定目标
为你的一天、
一周甚至你的一生

正如我在前文中所说的，我发现有目的地生活让我更有掌控感。这意味着当事情变得糟糕时，我有一个半成型的行动计划。

我认为有用的目标：

"无论我走到哪里，

每个人都会感觉更有安全感，因为我在那里。

无论我在哪里，我都可以成为任何一个需要帮助的人

的朋友。

每当我回到家时，

每个人都很高兴见到我。

我的生活在变得越来越好！"

——罗伯特·L.汉弗莱（Robert L. Humphrey）

"我不知道事情如何才能好转，我很害怕。尽管如此，但我还是会继续'战斗'。"

"无论多么艰难，我都不会放弃自己。"

"我不需要英雄，我可以自救。"

这些目标中是否有一个引起了你的共鸣？

如果你不介意，请为自己想出几个可能的目标：

1.

2.

3.

4.

5.

整理你的思绪

你可能认为任由你的想法和自我伤害的意愿在你的脑海中肆虐没什么大不了，但事实并非如此。就像狗和小孩一样，你的思想也需要组织和纪律。当它越界时，你必须有意识地重新整理你的思绪，这对你的健康至关重要。

糟糕　肥胖　愚蠢

无能

浪费空间

浪费时间

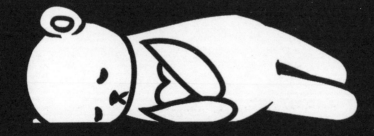

写日志

　　我写日志的目的是了解有时在我的大脑中挥之不去的大量的负面情绪和悲观的预测。

　　我首先写下我正在与之进行斗争的消极想法，比如：

"我的体重在增加。"

　　如果我不把它们控制住，这些消极想法就会使我深陷在黑暗的旋涡中。

　　例如：

**"如果我长胖了，我男朋友就不会觉得我有魅力了。
如果我没有魅力，就没有人会爱我。
我会孤独终老。"**

这显然对你的健康有害！那么，我们有什么办法呢？

我发现最有效的方法类似于自我安慰，因为我需要分析自己的臆断，然后积极地对自己表达善意。

我的臆断：

1. 我的体重在增加。

2. 如果我长胖了，我男朋友就不会觉得我有魅力了。

3. 显然没有一个人会被超重的女性所吸引。

4. 显然，多余的脂肪会让一个人显得不可爱。

5. 不可爱意味着我会孤独终老。

试想一下，如果一位朋友对你说出这些臆断，你会作何反应。你可能会告诉他这些想法毫无根据，并列出所有相反的证据。你会让他知道，你觉得他很棒，他的担忧是毫无根据的。虽然这可能是一项艰巨的工作，但我们需要为自己做到这一点。

我们来试一试，好吗？

臆断：我的体重在不断增加

我对这一臆断提出的挑战：体重总是在波动，这取决于你的激素和压力水平。如果你想暂时专注于自己的健康也是非常合理的，生活不容易，有时你需要专注于渡过眼前的难关而不是实现你的所有目标。如果你现在想努力改善健康，那很好，但请确保出于正确的理由这样做。

好，你想挑战一下吗？请想一想，如果朋友对你说下面的话，你会怎么回答他们？

臆断：如果我的体重增加了，
我对男朋友就没有吸引力了。

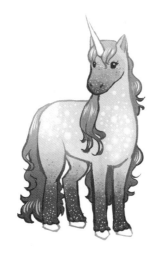

Just because you feel like
trash doesn't mean you
are trash.

也许你感觉自己一无是处，
但事实绝非如此。

臆断：我感觉自己长胖就不可爱了。

YOU CAN
BE THE FRIEND
YOU NEED.

你可以
成为自己需要的
那个朋友。

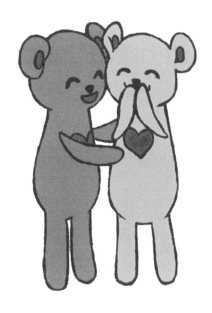

我的第一步是问自己："你此时此刻需要听到什么？"或者"我能告诉自己什么，才能平息这些恐惧？"

我试图深入挖掘，抓住问题的核心。在这种情况下，问题实际上就不是我的体重了……

而是由于害怕自己不受欢迎，因此不值得他人去爱和关心的恐惧。

注意：抓住问题的核心可能很困难！对我而言，可能需要写大量的日志，与亲人讨论恐惧，并与治疗师研究我的行为模式。

我对这种恐惧的善意回应：无论你是胖是瘦，你都是可爱的，值得他人去关爱。

学会像这样与我的想法进行争论并记录最终的结果，是我疗愈身心的过程中最基本的部分之一。

对我的恐惧有帮助的一些善意回应：

You are capable.
You can do this.

你有强大的
潜能，你能行。

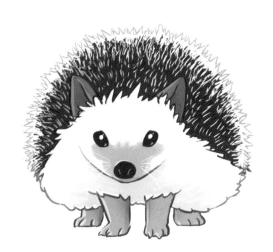

Whatever you manage to
do today will be enough.

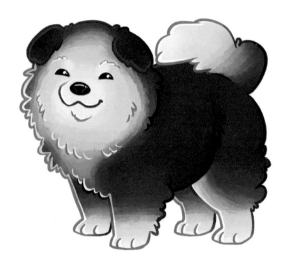

今天努力了就足够了。

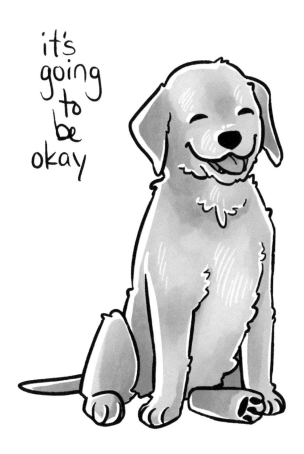

it's
going
to
be
okay

一切都会好起来的。

You don't have to be
perfect to be lovable.

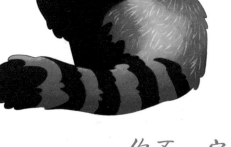

你不一定要完美
才会讨人喜欢。

对于在多大程度上意识到自己的臆断，你给自己打几分？

0 1 2 3 4 5 6 7 8 9 10

通常，你会向谁敞开心扉，说出自己的担忧和恐惧？

你认为你可以像对待朋友一样对自己表达善意吗？

□ 我愿意试一试

□ 不可以

你觉得人们为什么很难对自己表达善意？

如果你很难对自己表达善意和同情心，你认为这是为什么？

....

....

....

....

....

The only relationship you're obligated to stay in is with yourself, so you ought to start treating her right.

你唯一必须保持的关系就是与你自己的关系，因此你应该从现在开始好好对待自己。

接下来，我想请你把自己的臆断和负面看法表达出来。还是那句话，你永远不必与任何人分享这本日志，因此请不要为写下你的担忧和恐惧而担心。写日志有助于你用更现实的视角看待它们——当你在安全的空间分享它们时，它们就没那么强烈了。

由此你就不会感觉这么做很奇怪了，下面我会讲述自己的一些恐惧／臆断。

你此时此刻在想什么？

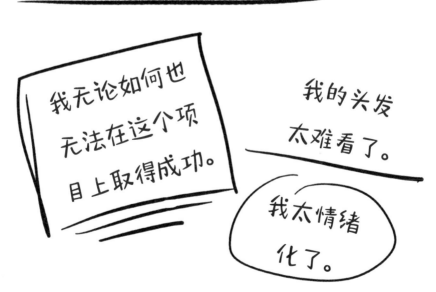

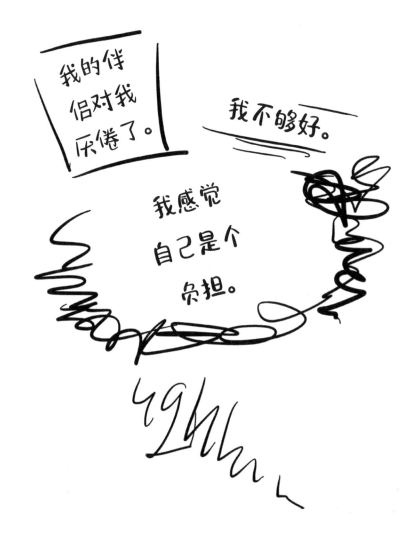

你需要听到什么样的善意回答？

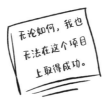

无论如何，我也无法在这个项目上取得成功。

It's okay to fail! "The master has failed more times than the beginner has even tried."

—Stephen McCranie

失败也没关系！"大师失败的次数比初学者尝试的次数还要多。"

——斯蒂芬·麦克拉尼

每个人都有头发不好看的时候！这没什么大不了的，无论怎样你依然可爱。

我的头发太难看了。

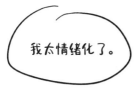

我太情绪化了。

不，你只是累了，这让你感觉不堪重负。

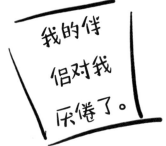

你确定吗？他可能只是因为很忙所以无法像往常那样关注你。

如果他确实对你厌倦了，也并不意味着你让人厌烦！有时人们只是需要空间。

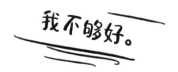

你从来都不是"不够好"。其实你很可爱，你是有价值的。

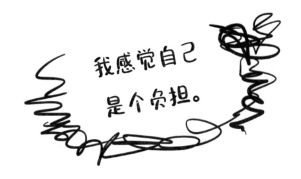

你从来都不是负担！你一直都在尽力而为，这就足够了。

此时此刻，你在想什么？

you can
always afford
to be a bit
KINDER
to yourself

请试着对自己
再好一点，好吗？

你需要听到什么样的善意回答?

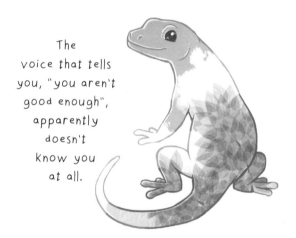

The voice that tells you, "you aren't good enough", apparently doesn't know you at all.

You're amazing.

如果有人说你"不够好",
他显然不了解你。
你真的棒极了!

摒弃那些 "应该……"

　　我发现对自己"应该"做的事情或对没有成为自己"应该"成为的那种人感到沮丧，很容易使我陷入在精神层面自我虐待的陷阱。这只会引发我的羞愧感，而不会起到激励我的作用。

　　我从亲身经历中发现，以下这些建议非常有帮助。

　　不要对自己说"我该起床了"或"我该做这件事了"，而是问自己"我什么时候会起床"或"我什么时候可以做这件事"。

　　"不要试图命令自己去感受应该做某事的信号，你的大脑显然不擅长这么做，要带着同情心和好奇心去倾听自己内在的声音，准备好在信号到来时接收行动信号。"

——汤博乐（Tumblr）用户

反思：你是否曾经觉得自己"应该"与平时的样子有所不同？
如果是，你想在哪些方面有所改变？

_____

_____

_____

当我第一次听到这个建议时，我想当然地认为，如果问自己
"我什么时候能准备好？"总是会得到"永远不能"的回答。如果
你也有同样的感觉，这种担心是否会阻止你尝试使用这一方法？

☐ 我愿意试一试

☐ 我认为这不会对我起作用

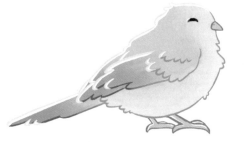

It's never
too late
to change
your life.

如果你想要改变自己的生活，
什么时候都不算晚。

支配你的时间

我在治疗中学到的一个非常有用的做法是，把我的担忧分配到一天当中的某个特定时间段，而不是让我的想法占据我的工作时间、上学时间和放松时间。

该工作时，专注于工作。该放松时，我需要在精神上严格要求自己充分体验当下的活动，无论是在户外散步、洗个热水澡还是喝一杯爽口的饮料。

我发现，如果我在工作时间之外感觉恐慌或试图解决工作上的问题，我就无法休息好。

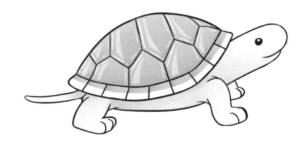

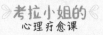

在正常的工作日，设置好你的工作时间和放松时间：

早上 6:00			
早上 7:00			
早上 8:00			
早上 9:00			
上午 10:00			
上午 11:00			
上午 12:00			
下午 1:00			
下午 2:00			
下午 3:00			

下午 4:00			
下午 5:00			
下午 6:00			
晚上 7:00			
晚上 8:00			
晚上 9:00			
晚上 10:00			
晚上 11:00			
晚上 12:00			

Addressing Your Inner Critic.
告别你内心中的批评者。

　　在所有的合同法中，"保持诚信"是一个普遍的共识，即签订合同的各方都将诚实、公平地打交道。这意味着，为了顺利达成一项协议，各方需要对彼此非常尊重和真诚。

　　那么这与我们和我们的自我对话有什么关系呢？好吧，我认为我们应该对自己提出的唯一一种批评充满善意。我们需要为自己提供恰当的建设性批评，而不仅仅是在我们失败时讨厌自己，或者拒绝接受任何自己犯错的事实。

关于给予建设性批评的提示：

我们的目标应该是更好地学习如何处理未来的问题，而不是因为自己犯了错而感到羞愧。

聚焦于情境，而不是把所有失败都归因于自己。

提供具体可行的建议，而不是模糊的想法。

找准时机：当事情完全平息下来后再应对内心中对自己的批评之声。

注意：请不要在你情绪低落或特别消极的日子里不断批评自己

并尝试解决问题。因为在这种情况下，你的大脑不能正常运转，也无法公平地对待自己。

ON BAD DAYS, IT'S BEST TO JUST FOCUS ON YOUR TASKS AND SURVIVE THE DAY.
在糟糕的日子里，
最好只专注于你的任务并渡过难关。

如果你今天感觉对自己不是特别挑剔，那就换个时间再做这部分练习。

反思：你今天以哪些方式批评自己了？

....

....

....

....

....

你认为批评是出于对进步的期待，还是出于羞愧？

☐ 出于对进步的期待

☐ 出于羞愧

☐ 不确定

要是你不确定的话，你会以这种方式批评一位朋友吗？换句话说，你能否把自己的批评重新表述一下，把它转变成富有建设性的、善意的批评？

如果没有更好的方式来表述你的批评，

那就把它从你的脑海中删除。

这种评价对你来说是不公平的，

不值得你去关注或花费精力。

如果你能以一种更友善的方式表述你的批评，你认为自己可以采取哪些小而合理的步骤？

_____

_____

_____

_____

_____

如果你不能采取合理的行动，那就把批评放在一边。你现在还有其他更值得关注和花费精力的事情。

NO SELF-HATE
YOU ARE TOO CUTE
FOR THAT

千万别讨厌自己，
事实上，
你非常可爱。

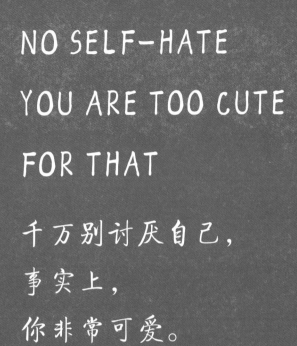

109 ♥

更换负面标签

如果你和我一样，你对自己的看法可能过于苛刻，甚至根本不准确。

在我的一生中，我给自己贴过的负面标签包括懒惰、懦弱、忘恩负义、古怪、丑陋、刻薄、讨人厌和强势。

说实话，我将其中的很多标签都内化了。我认为要想被他人接受，我就需要真正接受这些评判并将自己塑造成他们希望我成为的那个人。

为了不被其他人视为懦弱的人，我隐藏了所有的焦虑情绪，独自承受着恐慌的感觉。

为了不让其他人觉得我讨人厌，我重新塑造了自己的性格，变得不那么和蔼可亲，并且更加安静。

为了不让其他人认为我很懒惰，我会做超负荷的工作并尽最大努力取得好成绩，甚至会做一些老板并没要求我做的工作。

为了不被其他人视为丑女孩，我会过度运动，而且吃得非常少。

为了不被其他人视为强势的人，我不与他人分享我的真实自我，不为人所知，不抛头露面。

这些行为中是否有任何一种能使我变得更健康或更幸福呢？答案是否定的。我太在意给他人留下负面印象了，以致于为了取悦别人而伤害自己。你知道吗？无论你怎么做，他们都不会满意！

"Cut myself into pieces easy to chew Carve me up into Someone you'd like to choose Till I'm only pieces of you."
—Tessa Violet, "Words Ain't Enough"

"我把自己切成易于咀嚼的小块雕刻成你心仪的模样直到最终沦为带有你的气息的碎片。"
——泰莎·维奥莱特，《言语不足为表》

当有人说你懒惰时，你实际上是在休息，还是不确定接下来要做什么？当有人说你烦人时，你是不是心情很好，而和你说话的人心情不好？当有人说你怪异时，你是否对别人认为幼稚或愚蠢的事物颇感兴趣？

如果可以，请试一试带着好奇心和同情心回顾过去。

你身上被贴上了哪些负面标签？

Those feelings
of inadequacy?
They're baseless.
You're doing
great.

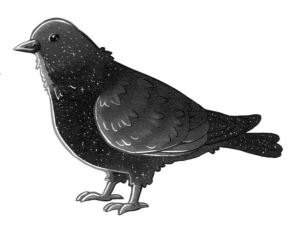

时常感觉自己不够好？
事实上，你表现得很出色！

你认为那些负面标签对你来说是100%公正的吗？

☐ 否

☐ 是

好，让我们尝试重新设计标签。如果你以同情的眼光看待过去的自己，你是否可以给自己贴上更友善的标签？例如："我不懒惰，我很细心。"或"我不刻薄，我只是在恪守自己的底线。"

_____

_____

_____

_____

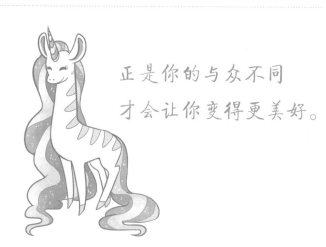

it's your
weirdness
that makes you
wonderful.

正是你的与众不同
才会让你变得更美好。

采用负面标签对你有什么好处？你能想出它们帮助你变得更快乐或更健康的任何一点吗？

Stop calling yourself garbage. You're a blueberry fairy princess, you're amazing.

不要再说自己没人待见了。你就像公主一样人人都爱，你棒极了。

请试着放下
你无法
控制的东西

　　你最出色的地方看起来与其他人有所不同，这是必然的，因为你来自不同的成长环境，你有独一无二的大脑。

　　请试着在所有的痛苦和困难中培养对内在自我的同情，而不是失望和懊悔。当你无法改变过去时，没有必要为自己的过去感到羞耻。从现在开始，我们所能做的就是尝试从我们的选择及其后果中学习。

　　另外，根据我的亲身经历，自卑的心态永远不会让你走多远。

　　我认为一个人能做的最有利于健康的事情就是带着同情心接纳自己原本的样子，然后努力成为自己想成为的人。

"The curious paradox is that when I accept myself just as I am, then I can change."

—Carl R. Rogers

　　一个奇怪的悖论是，当我接纳自己原本的样子时，我就可以改变了。

—— 卡尔·R.罗杰斯

　　事实是，你一直都倾尽全力做到了最好。

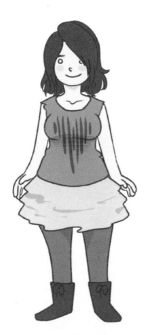

I may not be who I want to be, but I'm not so bad either.

我可能无法变成自己

想成为的人，

但我也没有那么糟糕。

反思：你认为是什么阻碍了你接纳现在的自己？你有没有不能

接受的东西？

_____

_____

_____

_____

_____

You are doing enough.
It's going to be okay.

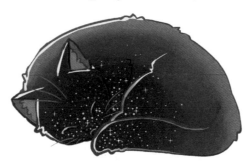

你已经做得很好了，
一切都会好起来的。

试着客观地回答：你对自己是 100% 公平的吗？

☐ 可能是

☐ 是的

你认为为什么对很多人来说自我接纳很困难？

....

....

....

....

Whatever you manage to
do today will be enough.

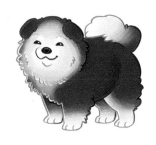

今天努力了就足够了。

接纳你的身体

"The nitrogen in our DNA,
the calcium in our teeth,
the iron in our blood,
the carbon in our apple pies
were made in the interiors of
collapsing stars. We are made
of star stuff."
—Carl Sagan

"我们基因中的氮、牙齿中的钙、

血液中的铁、苹果派中的碳，

都是在坍塌的恒星内部形成的。

我们都是星辰的产物。"

——卡尔·萨根

在女孩和动物
身上画星星吧!

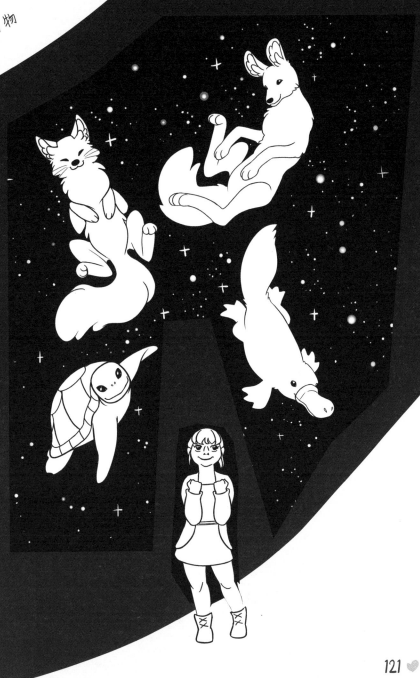

　　由于我们感受到了来自社会的巨大压力，因此我们需要让自己看起来和真正的自己不一样，不是吗？这一切都是为了被人喜欢，令人印象深刻，得到那个人，留住那个人，得到那份工作，被人需要，被人钦佩，被人爱，惹人爱。我们得到的暗示是，我们需要完美无缺。

　　我会非常频繁地捏自己的腹部脂肪。当我的腹部赘肉摇晃时，我会对着自己的身体皱眉。这时我给自己贴的标签是"有缺陷""不自律""粗俗"和"无价值"。

　　我们很多人都有过这种经历，对吧？　我们也都会观察到这种现象："我对自己比对其他人更残忍。我不关注别人的缺点，我甚至不认为他们有缺点。"

Let's try to look at our bodies in another way.
让我们尝试用另一种方式看待我们的身体。

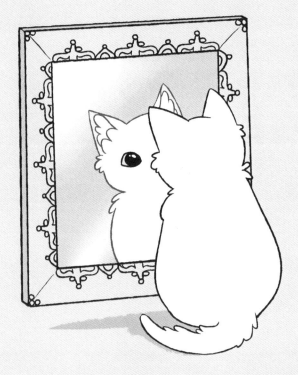

AS tempting as
it may be,
you can't
HATE
YOURSELF
into
HEALTH.

尽管你的大脑总是诱使你怨恨自己，
但这么做只会让你远离健康。

你的身体做着令人惊叹的事情，只是为了让你活下去。你的身体不停地做这么多，只是为了照顾你。它始终在工作，无论你是否觉察到了这一点。

即使你不对它发出指令，你的身体也无时无刻不在做的事情：

每天进行大约 20 000 次呼吸

心脏每天跳动约 100 000 次

请跟着我念：

MY BODY IS AMAZING.
我的身体令人惊叹。

IT TAKES CARE OF ME.
它照顾我。

IT PROTECTS ME.
它保护我。

IT ENABLES ME TO EXPERIENCE
WONDERFUL THINGS.
它让我能够体验美好的事物。

好，所以我们可以很客观地说我们的身体令人惊叹，对吧？即使不用我们有意识地发出指令，它们也会处理很多事情。那么，我怎样才能控制住对自己的厌恶呢？

请继续跟着我念：

I DON'T OWE ANYONE A BEAUTIFUL BODY.

我不需要为了任何人保持完美的身材。

I DON'T OWE ANYONE A FLAT STOMACH.

我不需要为了任何人让我的肚子始终保持平坦。

I DON'T OWE ANYONE SMOOTH SKIN.

我不需要为了任何人让我的皮肤总是看起来很光滑。

I DON'T OWE ANYONE TONED MUSCLES.

我不需要为了任何人练就健美的肌肉。

I DON'T OWE ANYONE AN ATTRACTIVE FACE.

我不需要为了任何人让我的脸总是看起来很迷人。

I DON'T OWE ANYONE A HAIRLESS BODY.

我不需要为了任何人让我的身体的肌肤时刻保持最佳状态。

127

心理健康与自我厌恶永远是两个对立面。

请拥抱自己的不完美。

即使满脸粉
刺也可以觉
得自己很美。

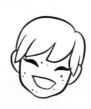

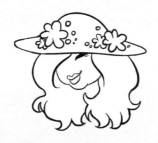

即使身材肥胖
也可以认为自
己很漂亮。

就算肚子有点
大，也不会影
响你的美貌。

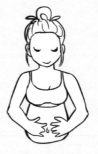

还有一件事，这是我从社交平台上的一位关注我的朋友那里得到的一条忠告，这确实帮助我纠正了自己的观点：如果你对自己有不友好的想法，那就

为此道歉。

你的身体做得很好，你不应这样残忍地对待它。

我知道你自己很难意识到这一点，那就让彩虹霸王龙告诉你吧：

You're actually pretty great.
其实你真的很棒！

反思：

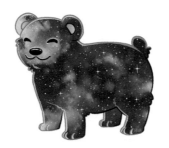

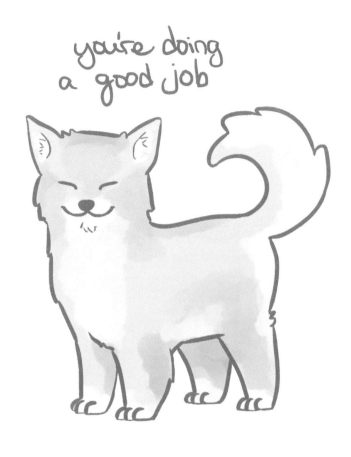

你表现得好极了！

You're not going
to succeed at everything
you try, and
that's okay.

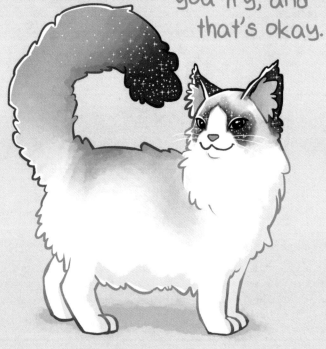

尝试过也许不一定会成功，
但是没关系，请继续加油！

there is no PERFECT way.

You're doing just fine.

完美的办法并不存在，
你的做法已经足够好！

处理好人际关系

"在运用同理心时，重要的是要记住，你不能为某人背负重担。他们的工作还得他们自己去完成。"

——推特里的关注者

呵护某人的恰当方式是什么?

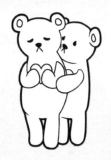

做一个倾听者，在适当的时候认同对方的感觉。

做一些小小的善举（比如问："我可以给你拿杯茶吗?"）等都是呵护某人的好方法。

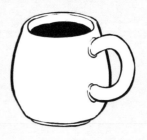

好，接下来让我们探讨一个重要的方面：你作为一个人的权利。

你 的 权 利

1. 你有权对任何要求或请求说 "不"。

2. 你有权抗议残忍的或不公正的待遇。

3. 你有权感受和表达自己的情绪和痛苦，即使它们可能令他人反感。

4. 你有权拥有自己的意见、目标、理想和信念。

5. 你有权向他人寻求帮助和支持，尽管你不一定总能成功。

6. 你有权成为自己的道德和信仰的最终评判者。

请跟着我念

I DO NOT HAVE TO JUSTIFY MY ACTIONS TO EVERY PERSON.

我不必向每个人证明我的行为是合理的。

I DON'T OWE FRIENDSHIP OR ROMANTIC AFFECTION TO ANYONE.

我不需要强迫自己与某个人成为好朋友或者亲密伴侣。

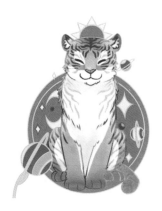

I AM NOT RESPONSIBLE FOR ANYONE ELSE'S PROBLEMS.

我不对其他人的问题负责。

I AM NOT RESPONSIBLE FOR ANYONE ELSE'S HAPPINESS.

我不对其他人的幸福负责。

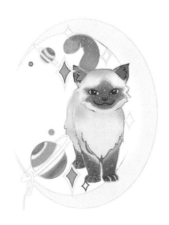

这与自我接纳有什么关系？根据我的经验，我的人际关系对我如何看待自己产生了巨大的影响。

最健康的关系都有恰到好处并且牢固的界限。我发现最容易理解的边界的定义是这样的：

"A clean, clear boundary preserves your individuality, your YOUNESS. You are an individual, set apart, different, unique. Your history, experiences, personality, interests, dislikes, preferences, perceptions, values, priorities, skills—this unique combination defines you as seperate from others."

—Anne Katherine

"明确、清晰的边界可以保护你的个性、你的自我。你是一个独立的个体，你与众不同、独一无二。你的过去、经历、个性、兴趣、厌恶、偏好、看法、价值观、技能——这种独特的组合使你与他人有所不同。"

—安妮·凯瑟琳

我吃了苦头才知道，当我承担了别人的责任，或者为了别人而改变自己时，我就无法真正与人亲密。如果我不守护自己的界限，我就不可能真正被人了解（我们都渴望被人真正了解）。

我发现建立健康边界的最好方法是了解我是谁，并尽力照顾自己。为了保持心理健康，我们必须和极地为自己发声。老实说，不是每个人都喜欢我们这样做。

健康的关系的特点

界限：一段健康的关系中的每个人都是思路清晰的、彼此独立的，他们可以有自己的兴趣、偏好和价值观。

沟通：一段健康的关系中的每个人在分享自己的真实感受和意见时都会感到安全并且能被很好地倾听。

信任：一段健康的关系中的每个人都知道他们可以彼此依赖，而不必害怕会被对方伤害。

赞同：一段健康的关系中的每个人都会持续对事情的进展表示"赞同"。

你现在是否觉得自己应当为某个人的幸福或问题负责？如果是这样，这种想法让你有什么感觉？

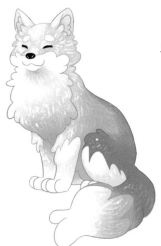

No beating
yourself up
anymore.
It doesn't
help, and
you don't
deserve it.

**自责不仅无法帮助你，
而且你根本就无须这么做。**

No need to
be down on
yourself.

You've tried
your best, and
that's what
matters.

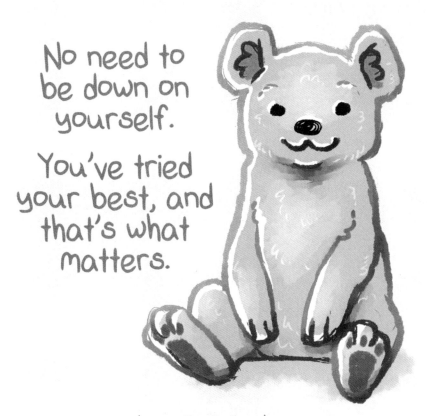

请不要再沮丧，
你已经倾尽全力，
这就足够了。

你害怕与他人划清界限吗？如果是这样，你认为这是为什么？

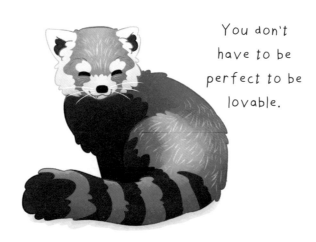

You don't
have to be
perfect to be
lovable.

你不需要为了得到他人的爱
而刻意追求完美。

YOU'RE JUDGING YOURSELF TOO HARSHLY YOU'RE DOING FINE

请不要对自己这么苛刻，
你已经做得很棒了。

你不必因为任何一个对你不好的人而委曲求全。世界上总有人会善待你、尊重你，你只需要耐心地等他们出现。

And you will always have YOU.
你也可以永远与自己为伴。

你能干、坚强、有韧性，即使你没有意识到这一点。

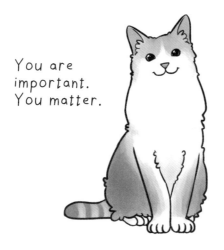

You are
important.
You matter.

记住，
你非常重要！

YOU ARE NOT AN ENDLESS FOUNTAIN
OF ENERGY AND GOODNESS.

你无须每时每刻都充满活力和善解人意。

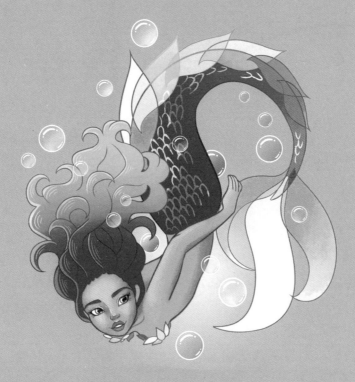

DO NOT SACRIFICE YOUR
WELLBEING FOR OTHER PEOPLE.

不要为他人牺牲你的幸福。

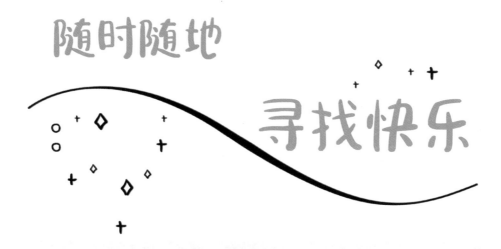

随时随地

寻找快乐

"We should avoid fixating on a specific happiness level and recognize that happiness itself is not a goal but a fleeting by-product of progress toward other goals."

—Jon Rottenburg

"我们应避免专注于追求特定的幸福水平，并认识到收获幸福本身不是一个目标，而是朝着其他目标前进时转瞬即逝的'副产品'。"

——乔思·罗腾伯格

小小的胜利，
也要庆祝

我一直觉得庆祝那些小小的胜利有点傻气，但一旦我开始这么做，它就会变得令人上瘾。

如果可以，每当完成对你来说很困难的事情时，请至少试着向自己表示认可。

我个人要庆祝的胜利：在锻炼时登上每座山的山顶，完成插画的每个阶段，有时甚至只是按时起床。

请列出你今天取得的一些小小的胜利：

1.

2.

3.

4.

5.

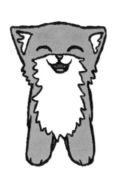

GOOD JOB TODAY!

I LOVE YOU!

I'M A KITTEN!

今天你做得很棒!

我爱你!

我是一只小猫!

要认识到你已经
应对了<u>很多困难。</u>

"勇气并不总是拔山盖世。有时，它是一天行将结束时的低声絮语：明天，我再试一次。"

——玛丽·安妮·拉德马赫（Mary Anne Radmacher）

　　生活有时真的会让人感到难以承受。如果你也这么认为，当你遇到棘手的难题时，你的大脑会告诉你渡过难关是不可能的。但是，老实说，我有很多成功应对艰难时刻的经历，我敢打赌你也是。

Look at everything you have survived so far. You weren't defeated then, you won't be defeated now.

你之前顺利渡过了那么多难关，现在的你也不会被困难打倒。

我目前已经连续应对了
11 000 天。

你目前已经连续应对了多少天?

(365 × 你的年龄)

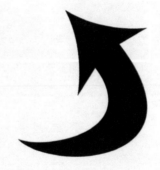

请列出你今天取得的一些小小的胜利：

1.

2.

3.

4.

5.

You don't have to maximize the
potential of every day.

你不必每一天都发挥
最大潜力。

请列出你今天取得的一些小小的胜利：

1.

2.

3.

4.

5.

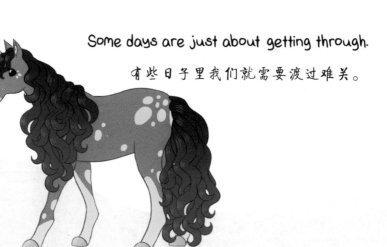

Some days are just about getting through.

有些日子里我们就需要渡过难关。

犒劳自己

　　每天让积极的大脑化学物质保持流动的另一种方法是，犒劳自己成功度过了这一天。生活不易，如果你觉得某件事情很棘手，你绝对是有根据的。认可这些努力的最好方法是在一天即将结束时犒劳一下自己。

我犒劳自己的方式：

* 观看 20 世纪 80 年代的恐怖片

* 喝茶、看书

* 去散步，看看那些花、鸟或猫

* 用盐或磨砂膏去除皮肤上的角质

* 点亮蜡烛或闪烁的灯光

* 把艺术品挂到墙上

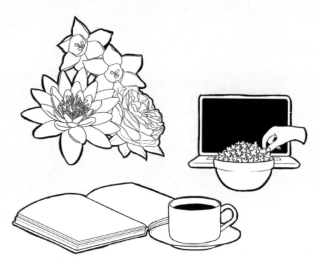

请列举几个你经常会使用的奖赏自己成功渡过困境的方式：

1.

2.

3.

4.

5.

拥抱
你的古怪

　　我喜欢那些自由自在而不害怕被嘲笑的人——在乐队现场演奏时跳舞的人，收集古董玩具的人，以及穿着奇装异服的人。

　　如果我不是从心底接纳我的古怪，你认为我会写这本书吗？我甚至数不清到底收到了多少负面评论，有很多人认为这种做法荒唐、愚蠢、令人尴尬、毫无意义。

　　我开始意识到，不能因为有一些人认为我是个怪人，就停止享受创作我所爱的东西。创作丰富多彩的艺术作品以及撰写有关心理健康的著作给我带来了快乐。

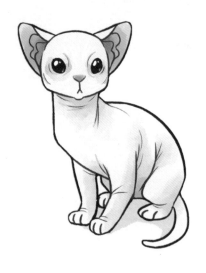

you don't need to be
appealing to everyone

你不需要对所有人
都有吸引力。

你是否曾经因为某个人而放弃给你带来快乐的东西？你是否曾经因为害怕他人的反应而推迟尝试一种新面貌或一个新爱好？

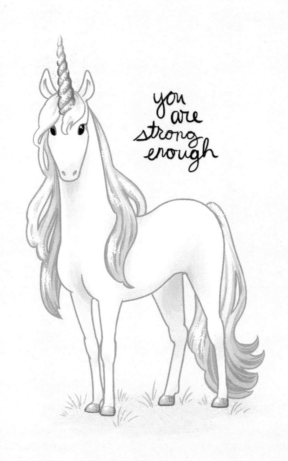

你很强大，
请相信自己。

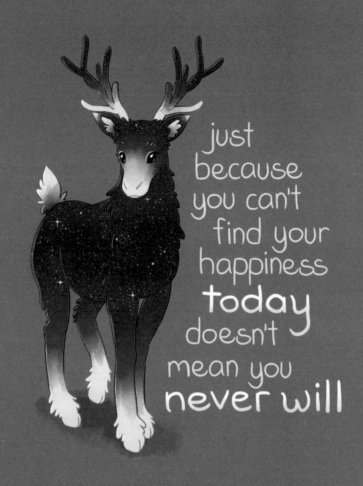

just
because
you can't
find your
happiness
today
doesn't
mean you
never will

也许今天你尚未找到自己的幸福，
但在未来总会找到的。

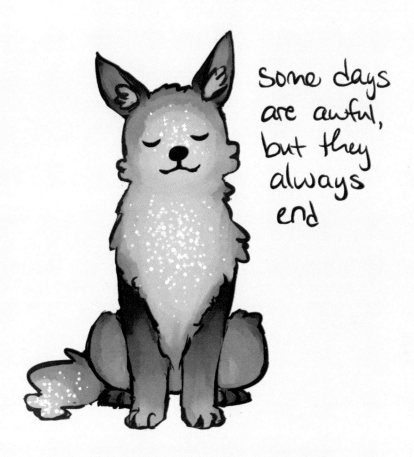

some days
are awful,
but they
always
end

尽管你也有不顺心的时光，
但它们终将成为过眼云烟。

若有人对你不好，
你也无须委曲求全。

You
don't have
to settle for
anyone who
treats you
poorly.

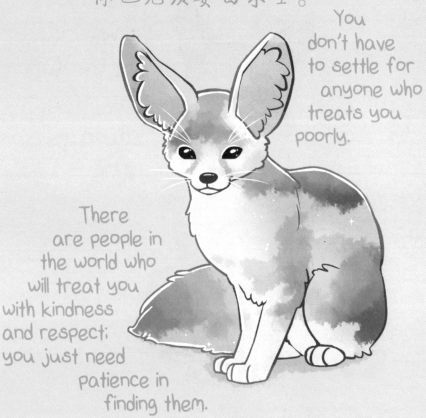

There
are people in
the world who
will treat you
with kindness
and respect;
you just need
patience in
finding them.

世上总有人会和善地对待你并尊重你，
你只要耐心地等待他们出现就好。

结语

　　我估计你快读完这本书了，因为你希望自己的状态能变好。如果你认为自我接纳纯粹是胡说八道，你就不会读到这了。老实说，相信自己的状态可以得到改善是迈向心理健康最大的一步。如果你在关注什么有害、什么有帮助，你自然会改善自己的生活。你是个聪明人。

　　事实上，很多人并没有试着成长或帮助自己。许多人一生都被情绪所折磨，只专注于处理眼前的事情。你呢？你在不断尝试，你不愿意让痛苦或恐惧妨碍你得到自己想要的一切。这一点很不简单，令人钦佩，你很酷。

　　我希望你能感受到一些认可，从而更有动力继续做一些疗愈自己的尝试。我非常希望你能这样做。

祝好，

凯特

HEY.
YOU MATTER. THANKS FOR EXISTING.

嘿，
你很重要，
有你真是太好了。

don't
give
up

无论如何，千万不要放弃。

额外工作表

请自己尝试做以下的正念练习

第一，努力觉察你目前正在感受的一种情绪。

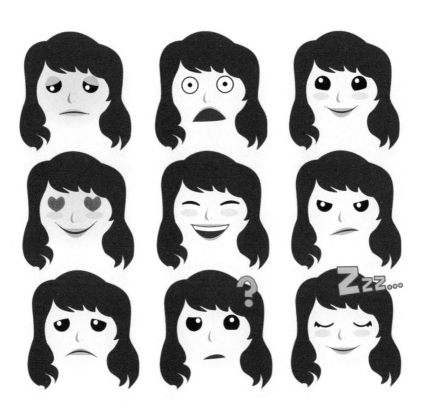

在你感受到的任何一种情绪上画圈。

第二，说出你认为它是哪一种情绪，不要太担心自己说得不准确。

第三，问自己：这种情绪潜伏在你身体的什么地方？

这种感觉是愉快的、不愉快的还是中性的？

第四，不加评判地接纳这种情绪。

切记：

不要认同这种情绪，它不能评判你是
什么样的人。

现在，深呼吸，放松肌肉，让自己更
舒服些。

第五，这种情绪背后的故事是什么？你认为是什么引发了这种情绪？

此时此刻，你正在想什么？

你需要听到什么样的善意回答？

请列出你今天取得的一些小小的胜利：

1.

2.

3.

4.

5.

You don't have to maximize the
potential of every day.

你不必每一天都发挥
最大潜力。

171

请列出你今天取得的一些小小的胜利：

1.

2.

3.

4.

5.

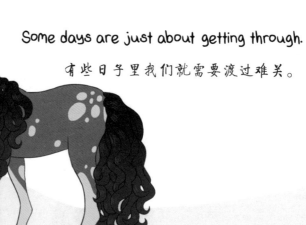

Some days are just about getting through.

有些日子里我们就需要渡过难关。